子どもに
どうしてあげればいい？

〈こころの病気を抱える親〉のハンドブック

トゥッティ・ソランタウス 著
アントニア・リングボム イラスト
上野里絵 訳

東京大学出版会

目次

お母さん、お父さんへ……………………………… 1
**お母さん、お父さんのこころの病気は、
子どもにどのような影響を
及ぼしているのでしょうか?**……………… 4
お母さん、お父さんからよくある質問………… 8
うちの子どもは将来、
こころの病気になってしまうのでしょうか? 8
うちの子どもは、
専門家の支援を必要としているのでしょうか? 10
子どもの人生にあるチャンスを
台無しにしているのでしょうか? 12
お母さん、お父さんの病気は、
子どもに責任があるのでしょうか? 14
家事が手つかずのとき、
どうしたらよいのでしょうか? 17
万一のときは? 20
親には何ができる?……………………………… 23
お母さん、お父さんの病気について、
子どもが理解できるようサポートしましょう 24
子どもをサポートしてくれる大人をみつけて、
家族が孤立しないようにしましょう 28
子どもの友だち付き合いや興味を
サポートしてあげましょう 31
未来を見据えましょう…………………………… 32

日本のみなさんへ　　トゥッティ・ソランタウス 33
訳者解説　　　　　　　　　　　　　上野里絵 35
日本の相談サポート情報
――ひとりで悩まず、相談して!　　上野里絵 37

お母さん、お父さんへ

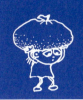

こころの病気を抱えるお母さん、お父さんは、子どものことをとても心配しています。
こころの病気になると、前のようには子育てがうまくいかないかもしれません。
疲労や倦怠感があると気力が低下し、無理もできないでしょう。
子どもは自分の病気をどんなふうに見ているのか、
こころの病気は子どもにどんな影響を及ぼしているのか、
それも気になっているのではないでしょうか。

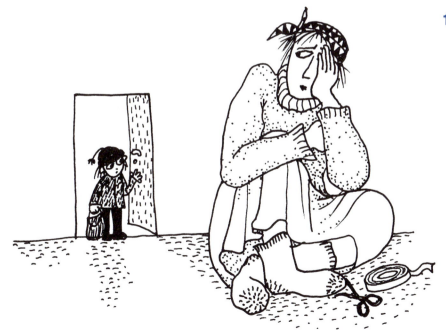

子どもに変化を感じていませんか。
実際、子どもは悩んでいるかもしれません。
たとえば消極的になったとか、落ち着かずイライラしているとか、
不安が高まっているとか、宿題をやり遂げることができないとか、
そんなことはありませんか。
あるいは家のなかにひきこもっていませんか。
幼い子どもは親にまとわりつきますが、10代の子どもは家を留守にしがちです。
そうなると親は途方に暮れ、無力感を覚えるのも無理はありません。
子どもの問題は、多くの親にとって心配ごとや不安の大きな原因となります。

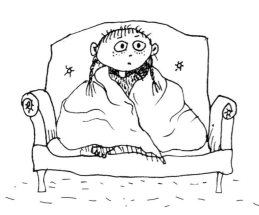

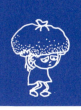

でも、すべての子どもに問題が生じるわけではありません。
たとえいま、子どもに何か問題があったとしても、
後になってこころの病気になるということではありません。
親が病気でも、子どもはふつうに成長できます。
どの子どもにも、そしてどの家族にも、人生には大変な時期があります。
それが人生です。
大事なのは、家族がどのように困難に対処し、解決するかということです。
この本の目的は、こころの病気を抱えるお母さん、お父さんが、
子どもをサポートする方法をみつけられるように手助けすることです。
この本では、「子ども」とは、青年を含む未成年を指しています。

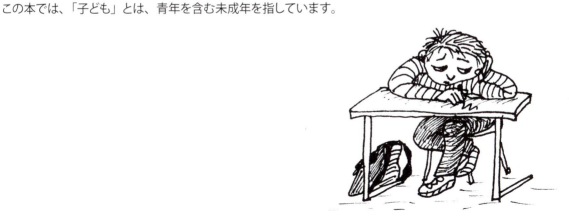

お母さん、お父さんのこころの病気は、子どもにどのような影響を及ぼしているのでしょうか？

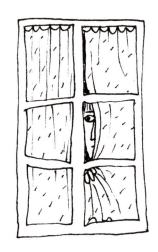

こころの病気を抱える親は、病気によって、
感じ方や考え方、行動が他の親とは異なります。
病気の状態は、表情、しぐさ、思考の過程、話し方、
笑顔の回数、行動の様子や範囲などからわかることがあります。
ときには、子どもを混乱させたり、怖がらせたりするような出来事が、
家のなかで起きてしまうかもしれません。

親の病気について子どもに話すと、子どもの負担が増えると考えられているため、
そのことは説明されないのが一般的です。
しかし、正しい情報をもっていないと、
子どもは目にした出来事を自分なりに解釈し、すぐに誤解してしまいます。
たとえば、親が抱く妄想が本当に起きていると信じてしまうでしょう。
他にも、うつ状態で疲労感の大きい親が、
気の進まない様子で家族と一緒に過ごしている状況は、
「お父さんとお母さんはお互いのことに関心がないんだ」
「お母さんは私と一緒にいたくないんだ」「お父さんは私のことが嫌いなんだ」というように、
家族への愛情がなくなってしまったと解釈されてしまうかもしれません。

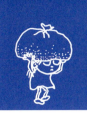

子どもは親の病気の原因を探そうとし、たいていの場合、自分自身を責めてしまいます。

「言うことを聞かなかったから、お母さんは不機嫌なの?」

「もっとちゃんとすれば、お母さんは前のようになるかもしれない」

「お父さんが変なことを言うのは、私が何かしたから?」

「お母さんが一晩中起きているのは、学校の成績が悪かったからだ」

「私がとても役立たずだから、お父さんがもう生きていたくないって言っている」

子どもは自分を責め、罪悪感の重荷を背負っています。

それは病気の本当の原因を知ることで軽くなるでしょう。

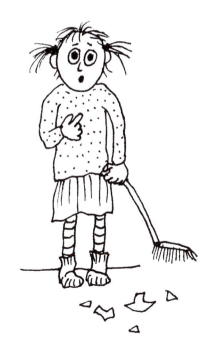

家族全員に影響している親の病気のことをみんなで話し合わないと、
家族はお互いに遠ざかっていきます。
家族の関係は、まるで薄氷を踏むように用心深くなるかもしれません。
そこには疑念や苛立ち、怒りっぽさがみられるようになるかもしれません。
反対に、とても苦しい状況でも家族がお互いを理解していれば、
絆と信頼が生まれるでしょう。

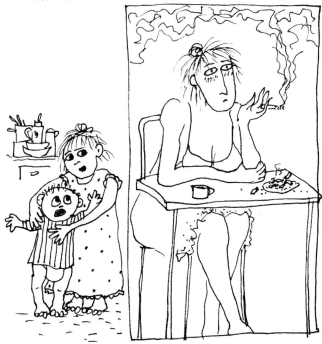

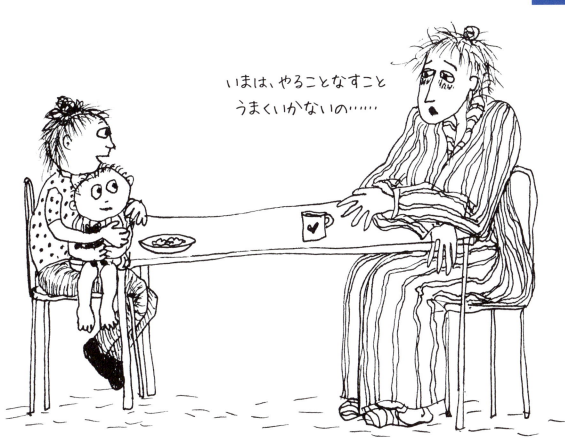

お母さん、お父さんからよくある質問

うちの子どもは将来、こころの病気になってしまうのでしょうか？

こころの病気の原因はさまざまであり、私たちのだれが病気になるかを知ることはできません。
遺伝的要因、個人の気質、生活歴、現在の人間関係と生活状況、
これらすべてがこころの病気と関係しています。
家族の何世代かにわたって精神的問題がある場合、
その家族には人生の困難に特定の反応を示す遺伝的傾向があるかもしれません。
たとえその場合でも、多くの要因が組み合わさってはじめて、こころの病気が引き起こされます。
子どもの人生経験は、親と同じでしょうか？
いいえ、絶対に同じではありません。
子どもと親ではもともと出発点が違っているのです。

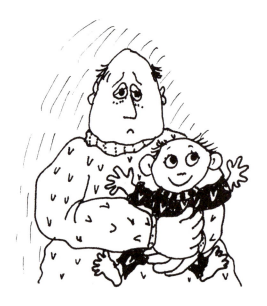

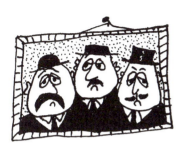
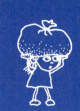
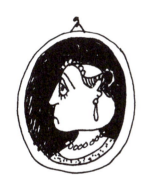

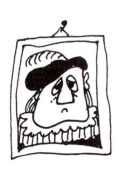

こころの病気になりやすい家系の場合、あなたがそのことを意識し、
子どもが自分と似た反応をするかどうかを、
気をつけてみていてあげるとよいでしょう。
多くの親族がうつ病を患っていたり、
子どもがひきこもったり、落ちこんだりしやすい場合、
心配ごとについて話すように促し、
相談できる人をみつけてあげてはどうでしょう。
子どもの変化に気をつけていると、子どもの悩みに早く気づき、
すぐに助けてあげることができるでしょう。

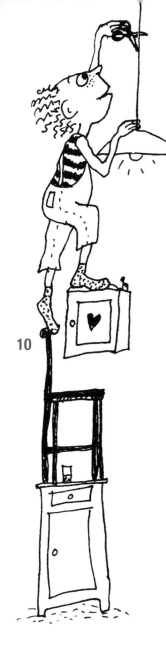

うちの子どもは、専門家の支援を必要としているのでしょうか?

子どもの様子に気になる変化を感じたときは、
専門家からアドバイスをもらうことが適切です。
専門家は、子どもが助けを必要としているかどうかを判断してくれるでしょう。
気をつけるべき子どもの様子には、ほぼ一日中元気がない、ビクビクしている、
不機嫌である、よく眠れていない、悪いことをする、家庭内で孤立し始めている、
激しく怒ることがある、学校の成績が下がってきている、
できるだけ家にいないようにしている──などがあります。
子どもは奇妙な行動をとったり、同じことを儀式のように何度も繰り返したり、
親を心配させる話をしたりすることもあります。
専門家のいる場所は地域によって違いますが、
まずはあなたが治療を受けているメンタルヘルスの専門家や、
子どものかかりつけの小児科医に相談することをお勧めします。
このような専門家は、利用できる社会資源についてよく知っています。
たとえば、保健所、保健センター、市区町村の子育てに関する相談窓口、
精神保健福祉センターなどがあります。
こころの病気を抱えながらの子育ては大変です。
それを専門家はよく知っているので、子育ての相談にものってくれるでしょう。

子どもの精神状態がとても心配で、目が離せないときは、
専門家に相談するのが一番よいでしょう。子どもは感受性がとても豊かなので、
親からつねに見られていると感じるだけでかなり不安になるかもしれないのです。

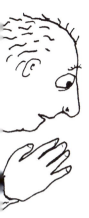
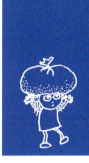

子どもが自分で自分を傷つける危険があるときは、すぐに助けを求めることが必要です。
子どもが自殺についてほのめかしたり、自殺の危険が迫っているとき、
死について考えたり、描いたり、たくさん話すとき、
あるいは危険（たとえば交通事故）を顧みないようなときは、
専門家を探して助けを求めてください。
ときおり、子どもはそのような行動や危険な兆候をみせて、
注意を引きたがっているだけのようにも思えますが、そんなことは関係ありません。
いかなる状況でも、屋根のてっぺんで曲芸をさせたり、薄い氷の上を歩かせたりといったような
死の危険に子どもをさらすことはあってはならないのです。
それが、単なる反抗や注意を引こうとするものであったとしてもです。

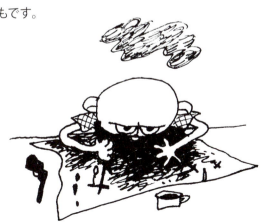

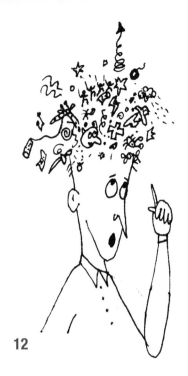

子どもの人生にあるチャンスを台無しにしているのでしょうか？

子育てのなかで一番つらいのは、
親が子どもの人生を大変にしていると気づくことです。
そんなときの罪悪感は強く、気持ちも落ちこんでしまい、
これに対処するのは難しいものです。
しかし、たとえあなたの子どもや家族が苦しんでいるとしても、
それはあなたがわざと引き起こしたのではありません。

心臓病を持つ人や発熱している人に責任がないように、
あなたの病気はあなたの責任ではないのです。
心臓病のため長期間入院したり、寝たきりで家事ができなかったり、
PTAに参加できなかったりしても、だれもその人を責めることはできません。
にもかかわらず、こころの病気を抱える人は、
なぜそんなにも自分が病気であることに罪悪感を覚えるのでしょうか。
それはこころの病気はその人自身に原因があるという考えが、
いまもなお根強く信じられているからです。こういった誤った考えがあるため、
こころの病気がある人は悪い人であるというレッテルが貼られています。
もちろん、このようなことは真実ではありませんが、
私たちの潜在意識に深く残っているのです。

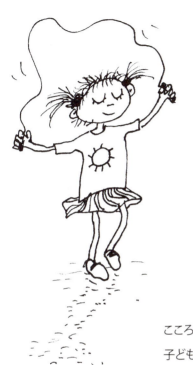

こころの病気を抱える親がいる家族のなかであっても、
子どもはふつうに成長できるということを理解するのも重要です。
子どもがこころの病気の兆候を見せたとしても、
ふつうに成長できる機会が失われたわけではありません。
子どものこころの病気に対する治療の有効性も明らかになっています。
それにどの人にとっても、困難は人生の一部なのです。
問題を解決する手段が何も講じられない場合は別として、
家族のなかの困難によって、子どもの成長が妨げられるわけではありません。
家族が困難を認識し、解決していくことが、子どもの成長をサポートし、
将来に役立つ生活のスキルを子どもに身につけさせるのです。

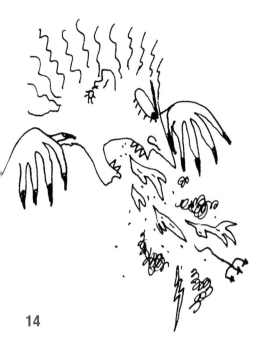

お母さん、お父さんの病気は子どもに責任があるのでしょうか？

お母さん、お父さんがこころの病気を抱えているのは、
自分がいけないからだ――ほとんどの子どもがそう思っています。
同じように思っている親さえいます。なぜでしょうか？
それは、子どもはとても手がかかりますし、
親子関係が親の症状を大きく左右する要因に
なってしまうことが避けられないからです。

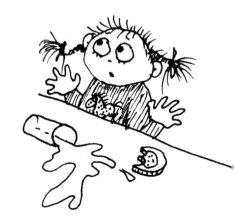

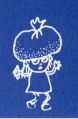

子どもとの関わりのなかでみられる親の症状の一例として、イライラを取り上げてみましょう。

イライラは、こころの病気でよくみられる症状です。

親はちょっとしたことにも腹を立て、物事が自分の思うようにうまくいかないと怒ります。

一方、子どもは親をイライラさせることをしてしまいます。

たとえば、ミルクをこぼしたり、玄関の真んなかに靴を放りっぱなしにしたり、

言うことを聞かなかったり、学校で注意されてきたりします。

そうすると、親はうろたえたり、かっとしたり、もうがまんできなくなって泣き出してしまったり、

そして自分の部屋にこもってしまうかもしれません。

こうなると、親の気持ちが傷ついたのは子どものせいだ、と子どもと親のどちらも考えてしまいます。

たとえ子どもがミルクをこぼしたとしても、それに対する親の過度な反応は、

子どものせいではありません。それは親自身のこころの状態によって生じたのです。

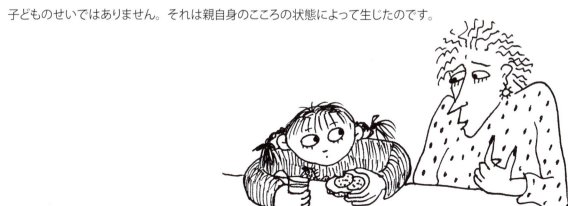

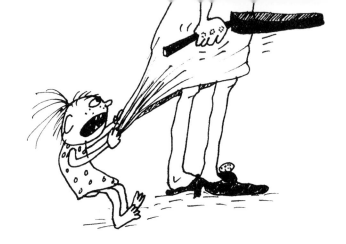

もし子どもに問題があり、対処できないほどの大きな負担が親にかかっているとしたらどうでしょうか。
幼い子どもの睡眠に関する問題、子どもの重い精神的問題、
さらに青少年のアルコールや違法薬物の乱用が、そのような問題として考えられます。
でも、子どもの身体の深刻な病気に、親の力では十分に対処できないとしたらどうでしょう。
今度は子どもが親に責められるのでしょうか。もちろん違います。

このような場合、どう対処すればよいでしょうか？
まず、人とやりとりしているときに見られる自分自身の症状を認識することが必要です。
それがイライラ感であれば、子どもにそれを話しましょう。
怒りたくなくてもすぐにかっとなってしまうこと、同時にこれに対する治療を受けていることも話しましょう。
自己をコントロールできないほど怒ってしまったときは、後でそのことを子どもに話してあげてください。
そして、子どもが前に話したことを覚えているかどうかを聞きましょう。
さらに、再び同じことが起きてしまったことを謝り、
それが子どものせいではないと伝えてあげてください。

家事が手つかずのとき、どうしたらよいのでしょうか？

親に気力がないとき、家事はどうしてもおろそかになりがちです。
特に母親は、このことに罪悪感をもち、自分自身を責めてしまいます。
自分自身を責めるのではなく、家事をどうすればいいか、家族と話すことが大切です。
このような家事の悩みは、足を骨折したときにも起こります。
そんな場合と同様、家事をどうすればよいかを率直に話し合うことが大切です。

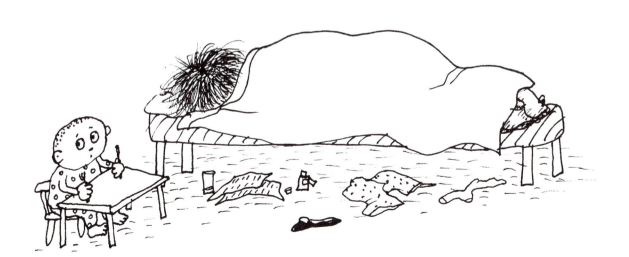

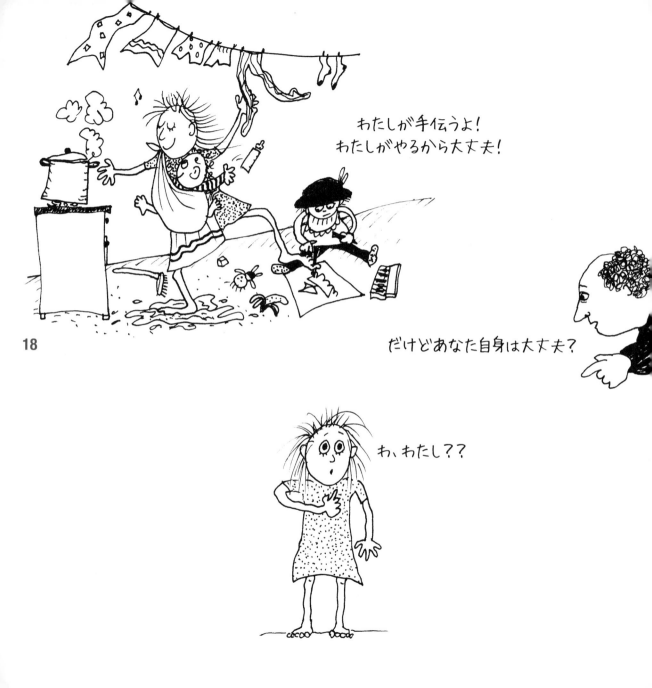

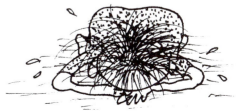

一人の子どもが、すべての家事を引き受けることがあります。
年下のきょうだいの世話を含め、模範的に家事をやりくりすることもあるでしょう。
しかし、その子どもにとって負担が大きすぎていないか、親はよく考えなければなりません。
子どもが趣味や友だち付き合いを諦めなければならない場合、
その役割は大きすぎると言えるでしょう。
そのような状況は、きょうだいの関係にもよくない影響を与えるかもしれません。
たとえ子どもができると主張したとしても、大人がその状況に責任を負うべきです。
青年期の子どもであっても、自分の能力、
そしてこのような事態がもたらしうる影響を見極めることはできないのです。

朝起きること、時間になったら寝ること、ちゃんと食事をして洋服を洗濯すること――
こういった普通の生活は、子どもに安心感を与えます。
つまり、これらの営みは、ただ毎日繰り返されるだけのものではないのです。
だれかにたくさんの負担がかからないように、家族で家事を分担する方がよいでしょう。
家族だけでやりくりができないときは、友人や親戚、地域にあるサービスを活用しましょう。
そして子どもが家事をしたら、ほめてあげてください。

万一のときは？

こころの病気の状態によっては、子どもの世話ができなくなるかもしれません。
たとえば、ひとり親の家庭であなた自身が入院するなどの状況が考えられます。
できれば、そのような事態に備えて、
子どもの世話についてあらかじめ決めておくのがよいでしょう。
親戚や頼れる人に、子どもの世話ができないときの相談をしておくこともできます。
社会資源の一つとして、里親制度もあります。
自分が子どもの世話をできなくなった場合にどうするつもりか、
前もって子どもに知ってもらうのはよいことでしょう。

子どもがネグレクトを受けている、あるいは子どもが安全を脅かされるほどの
暴力を目の当たりにしている──そんなときは、子どもを家庭から離すことが適切な場合もあります。
当然ながら、子どもが暴力の標的であったり、険悪な雰囲気のなかで生活していたり、
家庭内に暴力があったりすると、子どもは精神的ダメージを受けることになります。
このような状況の場合、一番よいのは親自身が率先して、
子どもにとって安全な場所を見つけてあげることです。

こころの病気を抱える親は、子どものなかの一人に腹立たしさを感じるときがあり、
その子どもを拒否したり、つらくあたることを止められなかったりするかもしれません。
この状況では、子どもは傷ついたり、うつ状態になったり、さらには攻撃的になったりして、
行動面や情緒面にさまざまな問題が生じるかもしれません。
もし、あなたが子どもに対してそのような感情をおぼえたときは、あなたの主治医や信頼できる人、
保健所、保健センター、市区町村の子育てに関する相談窓口、児童相談所などに助けを求めましょう。

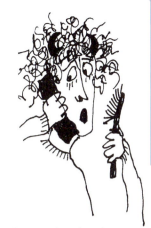

ソーシャルワーカーあるいはケースワーカーと呼ばれる人たちは、
あなたと協力し合えるよいパートナーです。
この人たちは福祉事務所や、あなたが治療を受けている医療機関などにいる専門家です。
子どもについて不安になったり、親としての役割が果たせているか心配になったら、
家のなかがめちゃくちゃになる前にすぐに連絡しましょう。
家族にとって一番助けになるサポートが何かを相談し、一緒に話し合うのは、
あなた自身が率先して行うとよいでしょう。
地域によって利用できるサービスは異なるかもしれませんが、
たとえば、ホームヘルプサービス、家族療法、学校における子どもへのサポートやセラピー、
あるいは友人、親戚、里親といった家庭外の場所といった選択肢があります。
まずは友人にあなたの状況を話してみてはどうでしょう。
疲れてやる気が出ないことは、だれにでもありがちですから、
そんなとき、助けになるヒントや経験が聞けるし、
役に立つサポートを得られるかもしれません。

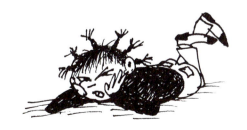

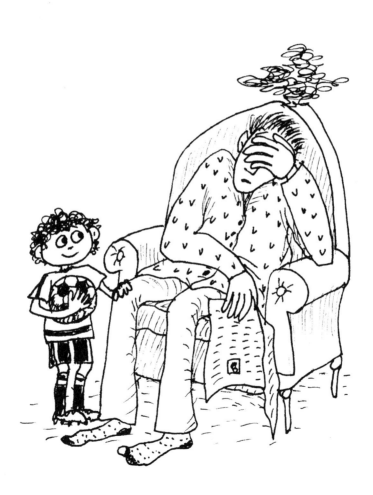

親には何ができる？

家族が大変な状況にあるとき、子どもは親からの関心やサポートを必要としています。
けれども、子どもと親が必要としているものは、たいてい正反対です。
子どもは親と密着した関係を求め、大人は一人静かな時間を欲しがります。
子どもの要求の仕方は、親を苛立たせることがあります。たとえば、親にまとわりつくなどです。
そうすると親は「あっちに行って、一人にして！」などときつい言い方をしてしまうかもしれません。
親の拒否は、子どもをさらにつらい気持ちにさせるでしょう。
だから、こう伝えてはどうでしょうか。
「一緒にいたいけど、いますごく大変だから、一人にしてもらっていいかな」

気力がわかない親にとって、子どもがちゃんと納得するような
家のルールを定めるのは難しいことです。めずらしいやり方ではないかもしれませんが、
子どもに無関心だとか厳しいしつけだと思われるようなルールをつくらないことが肝心といえます。
家の雰囲気がいつも緊張していて、家族の決めごとを何度も話し合っている場合は、専門家に
相談しましょう。このことを友人と話し合ってもいいでしょう。役立つヒントが聞けるかもしれません。

子どもはどんなにささいな態度でも喜んでくれます。抱きしめたり、優しいことばをかけたり、
「ありがとう」という感謝の気持ちを伝えたりすることは、子どもにとって重要な意味を持ちます。
子どもの反応に繊細になって、子どもを尊重するようにしましょう。
小学校高学年や青年期の子どもを抱きしめ、スキンシップをとると、うっとうしいと思われるかもしれません。
その場合は、違う方法で愛情を表現するといいでしょう。
たとえば、子どもの帰宅時間に家にいないとき、「おかえりなさい」というメモをテーブルの上に置くなどです。

お母さん、お父さんの病気について、子どもが理解できるようサポートしましょう

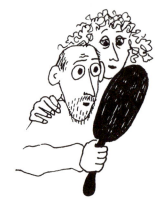

自分自身をよく知り、配偶者と共に取り組みましょう

● 自分の症状について考えてみましょう。思いつく症状はなんでもリストにしましょう。たとえば、倦怠感、妄想的思考、焦燥、無気力、不安、混乱した会話、強迫的行動などです。

● できれば、この取り組みに配偶者にも入ってもらいましょう。あなたにとっても重要であり、そして両親が一緒に取り組むことで、子どもは安心します。

● 親の役割においてお互いに助け合っているか、あるいは、それぞれが勝手な考えで動いていないかを確認しましょう。

子どもの視点から状況を考えてみましょう

● 子どもと一緒にいるときの症状の現れ方を考えてみましょう。「すぐに怒る?」「自分のやり方に従うように子どもに強要している?」「理由もなく近所の人を警戒するように言っている?」

● 子どもがこの状況をどのように理解し、どのように反応しているかを考えてみましょう。太郎は乱暴になる。花子は部屋にひきこもる。さくらは不安になり、なんとか親を助けようとする。次郎は家を留守にし、夜おそくなるまで家に帰らない、など。

● 子どもにとって、どの問題が最もつらかったり重要だったりするでしょうか? 問題の優先順位をつけてみましょう。たとえば、一番目の問題は私がすぐ怒ること、次は私たち親がいつも口論していること、三番目は子どもに耳を傾ける粘り強さがないこと、というように。

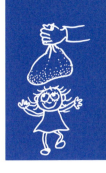

●まずは問題を一つだけ選びましょう。子どもが最も関心のありそうな問題、あるいは対処しやすい問題を選んでください。それについて子どもにどのように話したらいいか、考えてみましょう。他の問題は後回しにしてかまいません。

●あなたが治療を受けていることを、子どもに話しましょう。そうすると、親の体調のよしあしの責任は自分にあると考える必要がなくなるので、子どもは安心感をおぼえ、親をいっそう信頼するようになります。

●あなたが飲んでいる薬についても、子どもに話してあげましょう。薬について過剰な不安をもち、誤解しているかもしれません。

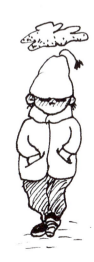

子どもと話しましょう

●一緒に家事をしているとき、または子どもが絵を描いたり遊んだりしているとき、子どもと話すきっかけがあるかもしれません。病気のために起きた最近の出来事を、子どもに思い出してもらいながら話してみましょう。「お母（父）さんが、前と違うことにたぶん気づいているよね……。そのことについて話してもいいかな……。昨日もなんだかいろいろとうまくいってなかった感じだよね」子どもがそのことについてどのように感じ、何を考えたかを聞いてみましょう。

●子どもと話し合いをはじめるときは、子どもの言うことに耳を傾けることが大切です。子どもが話す時間を作ってあげましょう。邪魔せず、「それは全然違う」みたいなことは言わないようにしましょう。それよりも、子どもに話し続けさせてください。子どもが自分なりの考えをもっているのは当たり前で、その考えを知ることはあなたのためにもなります。そうすると、子どもへの関わり方がわかるようになってきます。

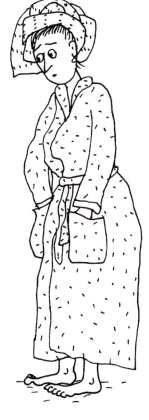
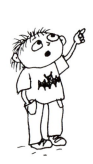

●子どもが口をつぐんだり、「話すことなんて何もないよ」と言ったりする場合があります。親を傷つけてしまうのではないかと怖がっているのかもしれません。まずは、そうであるかどうか聞いてみましょう。子どもは親のことばを聞くことだけを望んでいる場合があります。子ども向けに書かれた、こころの病気についての読み物を渡してもいいですし、それを話し合いのきっかけに使うのもいいでしょう。

●あきらめないで！１回の話し合いですべてが変わるわけではありません。うまくいかなくても、それは大きな失敗ではありません。最初はうまくいかなくても、少しずつ話し合えるようになっていきます。子どもとの話し合いは短いことがほとんどですが、それがもつ意味は重要です。ちょっとした会話を何度もしたり、一緒の時間を過ごしたりすることを通して、子どもは家族の状況を少しずつわかっていきます。これには子どもの年齢も大きく関わってきます。成長とともに理解が増してくるのです。こころの病気についても、大事な話題の一つとして、他の話題と同じように話せるようにしておくとよいでしょう。もちろん、そういう状況になるまで少し時間がかかるかもしれませんが。

子どもと話し合う目的は、
子どもが自分の体験や、
親と家族の状況を理解できるように
手伝ってあげることです。
こうすることで、親子間の親密さは増し、
不安や誤解から生じていた距離は縮まります。
親が自分のつらい体験や
問題のすべてを子どもに話すことが
目的ではありません。
子どもは親の病気に
巻き込まれてはいけません。
親の病気のサポートは
他の大人たちがすべきことなのです。

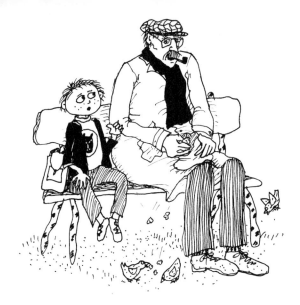

子どもをサポートしてくれる大人をみつけて、家族が孤立しないようにしましょう

子どもにとって、家庭の事情を話せる大人がいることは重要です。
このような大人は、家族の友人、親戚、養護教諭、スクールカウンセラーといった専門家です。
地域によっては、社会福祉関連の窓口や、ボランティア団体が
子どもの話を聞いてくれる人を見つけてくれるかもしれません。
子どもに普段から関わっている保育園や幼稚園の先生、
または学校の先生といった人が、子どもの家庭の状況を把握していることも重要です。

家庭の事情を外で話されたくないと思っている親もいるでしょう。
けれども、親が恥ずかしいと思う気持ちと子どもの利益を比べてみてください。
たいていの場合、恥ずかしさを感じる必要なんかありません。
それどころか、他の人たちが本当に親身になってくれることを知って驚くでしょう。

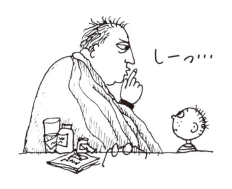
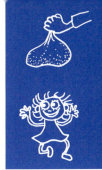
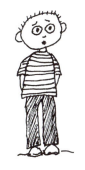

親が話してはいけないと伝えていても、子どもは家庭の事情を友だち、
その母親、学校の先生に話すことがあります。
それは子どもにとって、生き残るためのすべかもしれません。
そのことで子どもを責めないで、理解してあげましょう。

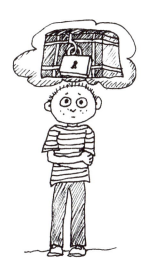
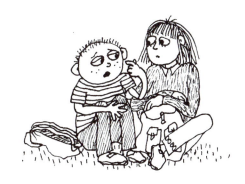

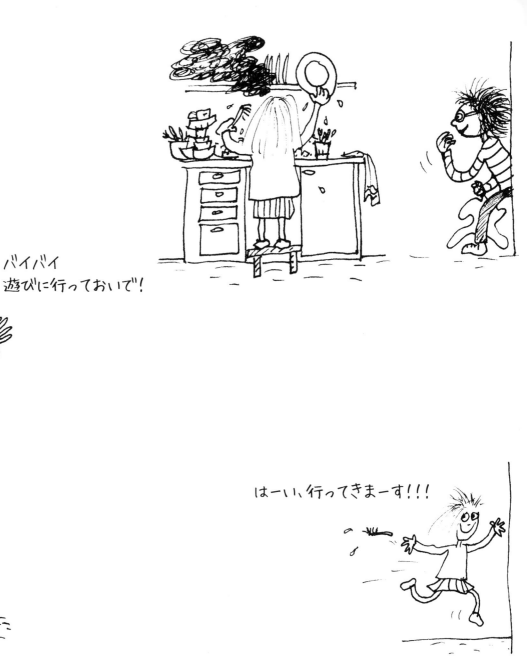

子どもの友だち付き合いや興味をサポートしてあげましょう

家で問題があるとき、子どもは外で活動することで元気になり、
ソーシャルスキルを身につけ、必要なサポートを得られることがあります。
親が困難に直面しているとき、子どもは興味がある活動を
やめてしまうかもしれません。その理由はさまざまです。
たとえば、「子どもの元気がなくなっている」「家の手伝いに専念しなくてはいけない」
「親が危険な状態になってしまうかもしれないと思い、親を一人にしておく気になれない」
「自分だけが楽しんではいけないと感じる」──などです。
家のことを話せないと、友だちとの関係に壁ができてしまいます。

子どもの友だち付き合い、さまざまな興味や活動をどのようにサポートできるかを考えてみましょう。
子どもは親からの「許可」を必要とするときがあります。
子どもは外で遊んでかまわないのだとはっきりと伝えてあげましょう。あなたの体調がよくなくても、
助けてくれる人は他にもいます。子どもを友だちの家まで車で送っていきたくても、
それができるような体調でないときは、代わりにやってくれる人を探しましょう。

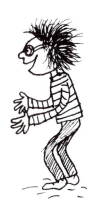

親の体調がよくないとき、子どもに友だちを家に呼んでほしくないと思うことがあります。
そんなときは、その気持ちや理由を子どもに話しましょう。
子どもが友だちと会うことがいけないのではなく、あなたの体調が理由であることを
わかりやすく話しましょう。そして、他に何ができるかを一緒に考えましょう。
あなたが家を留守にしていて、だれか他に大人が家にいるときなら、
子どもが友だちを家に呼ぶことはできますか？

未来を見据えましょう

初めは将来の見通しすべてが暗くなるかもしれません。
しかし、親のこころの病気は、家族にとって致命的なことではありません。
大変なことはあるかもしれません。
けれども、ほとんどの家族はその困難な状況を和らげることができて、
子どもを楽にしてあげられるような手だてもたくさんあります。
困難を成長の試練として考える人もいるでしょう。
子どもは親しい人からサポートされると、ソーシャルスキルをさらに高め、
思いやりや責任感、創造性を養うようになり、
困難が少ない生活を送っている子どもよりも、予期せぬ事態にうまく対処できるようになるでしょう。
困難は子どもの成長を妨げるのではなく、
問題に直面し勇敢に対処するためのすべをもたらしてくれるのです。

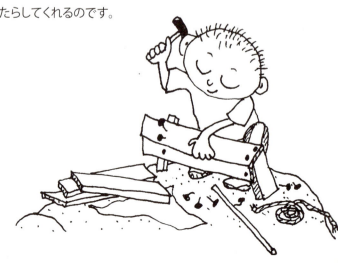

日本のみなさんへ

トゥッティ・ソランタウス

『子どもにどうしてあげればいい？——〈こころの病気を抱える親〉のハンドブック』と『お母さん、お父さんどうしたのかな？——〈こころの病気を抱える親をもつ子ども〉のハンドブック』の2つの本は、親がこころの病気を抱える家族のなかの親子に向けて作られました。こころの病気はその人や家族の人生に影を落とすものではないとわかり、また家族に何ができるかを知るうえで、これらの本が役立つことを願っています。周囲の人が理解と思いやりをもってサポートするならば、親のこころの病気は、子どもの発達の障壁になるようなものではありません。

上記の本はどちらも2つの構成要素（文とイラスト）からできています。アントニアが描く感性豊かなイラストは、親や家族が経験する世界を表現し、文は実際に親と家族に何が起きているかを理解させてくれます。いずれも、家族のみながお互いに理解し合い、さまざまな状況への対処を経て、家族の一体感を得ることを目標としています。ある一人の親がこう言いました。「家族はお互いに協力し始めました。私たちはチームとなったのです」。

家族ばかりでなく、保健・医療・福祉サービスに携わる専門家が、こころの病気を抱える親と家族をどのようにサポートするかを知るためのツールとしても、これらの本は書かれました。成人の精神科医療あるいはメンタルヘルスサービスの領域では、子育てと子どもへのサポートはまだまだ始まったばかりです。専門家は十分な知識がないので、どのように対応したらよいのかわからない、また実際になされていることに対して半信半疑である場合もままあります。したがって、これらの本は、親だけでなく専門家にとっても、子どもをサポートするための手助けとなります。親と親を支える人がこれらの本を一緒に読むこともあるでしょう。同様に子ども向けの本は、思春期のセラピーにも使えるはずです。

『子どもにどうしてあげればいい？』は、2002年にフィンランドで出版されてから3万部以上発行されていて、成人の精神科医療の分野で広く使われています。子ども向けの『お母さん、お父さんどうしたのかな？』は、2005年の出版以来、すでに約1万部以上が発行されていて、思春期および成人の精神科医療、学校保健におけるさまざまな場面でも使われています。フィンランドでは、これら2つの本に加え、アルコールや薬物関連の問題を抱える親に向けたもう1つの本『子どものためにできることは？——〈アルコールや薬物関連の問題を抱える親〉のハンドブック』もインターネット（www.mielenterveysseura.fi/tlp）から入手できるようになっています。専門家だけでなく、家族と子どもからも本は役に立ったという、とてもよい返事をいただいています。なお、これらの本は、すでに英語、デンマーク語、エストニア語、ギリシャ語、アイスランド語、リトアニア語、ノルウェー語、チェコ語、スウェーデン語、そしてフランス語に翻訳されています。

これらの本が日本の親子や専門家にも役に立つことを心からお祈りしています。ご意見やご提案があれば、著者のアドレス（Tytti.Solantaus@gmail.com）までメールを送っていただければ幸いです。

＊

フィンランドでは、保健・医療・福祉サービスを利用するすべての人は、子育てと子どものサポートを受けられる権利が法で定められています。2001年、このようなサービスを利用する人とその子どものニーズに応えるべく、保健・医療・福祉サービスを発展させるために、私は《子どもと家族のための効果的なプログラム（The Effective Child and Family Program）》を立ち上げ、フィンランド全土での研究を行い（Solantaus & Toikka, 2006）、プログラムの開発と実施を牽引できたことを嬉しく思っています。このプログラムは、社会保障省の助成を受けています。フィンランドでは2015年までに、子育て支援および子どものサポートが成人の精神科医療の一部として認められ、実施されることになっています。

《子どもと家族のための効果的なプログラム》は、家族のさまざまなニーズに応えるため、種々の期間や内容を備えた一連の支援を開発しました。これらの本は家族を支え、子どもの成長発達をサポートし、問題を予防する取り組みの一部として重要なものなのです。このプログラムには、《子どものことを話そう（Let's Talk About Children）》という支援方法が含まれ

ており、これはこころの病気を抱えるすべての親にとって垣根が低く、実行しやすいものになっています。《子どものことを話そう》は、精神科病院での親のサポートを行っています。また、《ヴェッティ・ピア・サポート・グループ・プログラム（Vertti peer support group program）》という支援方法があり、これは親だけでなく子どもも参加する10回のセッションからなるもので、各地域で行われます。さらに《ネットワークミーティング（Network Meeting）》では、必要に応じて子どもを取り巻くサポートネットワーク作りを行います。

フィンランドでは、《子どもと家族のための効果的なプログラム》の試行的な研究のなかで、短期間で行われる《子どものことを話そう》と比較的長い期間を要する《ファミリートーク（Family Talk）》の二つの支援方法の効果が検証されました。《ファミリートーク》とはアメリカのハーバード大学医学部精神科のW・R・ビアズリー教授によって開発されている支援方法。特にうつ病を抱える親に向けたもので、長い期間における集中的な方法である。Beardslee et al., 2007）。まず、これらの支援を受けたグループのどちらにも『子どもにどうしてあげればいい？』が渡されました。そして気分障害をもつ親とその家族は、どちらかの支援方法のグループにランダムに割り当てられ、1年半にわたり調査が続けられました。

その結果は、どちらの支援方法も安全であり、家族や関係する諸機関が利用し実践できるというものでした（Solantaus & Toikka, 2009）。両方の支援方法で、子どもの社会的行動および情緒面の問題が改善したのです。また《ファミリートーク》が特にうつ症状に効果があった一方、どちらの支援でも子どもの不安症状は軽くなっています（Solantaus et al., 2009）。

予想と違ったことは、二つの支援方法のうち、《子どものことを話そう》だけが子どもの誤った考えの修正に関して効果的に作用した点です。この結果は、親の主体性が向上したことで説明できると思います。短期間で行われる支援方法《子どものことを話そう》を受けた親は、この支援で得たことを自ら積極的に活用しなければなりません。そのプロセスのなかでまた、『子どもにどうしてあげればいい？』を読んで参考にします。《ファミリートーク》のなかでは、専門家の役割が大きく、親自身の主体性が影を潜めてしまう可能性があります（Punamäki et al., 2013）。この知見は、メンタルヘルスの問題が親の気力に重くのしかかっているときでさえ、親が子どもをサポートできる能力を持っていることの十分な証拠となっています。

《子どものことを話そう》については、フィンランド全土における保健・医療・福祉サービス機関での実施を社会保健省が推奨しています。この子育て支援方法は、スウェーデン、デンマーク、ギリシャ、オーストラリアでも活用されています。また、フィンランドでは、成人の精神科医療だけでなく、薬物乱用、重い病気（がん、外傷性脳損傷など）で身体的な問題を抱える成人や、刑務所に留置されている親に対して、また児童福祉や子どものメンタルヘルスに関するサービスといったさまざまな場面で利用されています。加えて、徐々にではありますが、保育所や学校で、保育士あるいは教員と親との話し合いにも使われるようになってきています。このように、私とアントニアによる本は、親と子どものための支援プログラムの重要な一部なのです。

参考文献

Beardslee, W. R., Wright, E. J., Gladstone, T. R. G., & Forbes, P. (2007). Long-term effects from a randomized trial of two public health preventive interventions for parental depression. *Journal of Family Psychology*, 21(4), 703-713. http://dx.doi.org/10.1037/0893-3200.21.4.703

Solantaus T., & Toikka, S. (2006). The Effective Family Programme. Preventative services for the Children of Mentally Ill Parents in Finland. *International Journal of Mental Health Promotion*, 8, 37-44.

Solantaus, T., Toikka, S., Alasuutari, M., Beardslee, W. R., & Paavonen, E. J. (2009). Safety, Feasibility and Family Experiences of Preventive Interventions for Children and Families with Parental Depression. *International Journal of Mental Health Promotion*, 11 (4), 15-24.

Solantaus, T., Paavonen, E. J., Toikka, S., & Punamäki, R-L. (2010). Preventive interventions in families with parental depression: Children's psychosocial symptoms and prosocial behaviour. *European Child and Adolescent Psychiatry*. DOI 10.1007/s00787-010-0135-3

Punamäki, R-L., Paavonen, J., Toikka, S., & Solantaus, T. (2013). Effectiveness of Preventive Intervention in improving cognitive attributions among children of depressed parents: A randomized study. *Journal of Family Psychology*, 27:683-690. DOI: 10.1037/a0033466

訳者解説

上野里絵

この本の目的
　こころの病気を抱える親は、子育てや子どものことで悩んでいる場合が少なくありません。この本の目的は、こころの病気を抱える親が、子どもをサポートする方法を見つけられるように手助けすることです。子育てと子どもについて、こころの病気を抱える親によくある心配ごとや疑問が取り上げられ、子どもにどう接したらよいか、子どものために何ができるかということが語りかけるように書かれています。

この本の対象
　この本は、「こころの病気を抱える親」のためのものです。しかし、それだけでなく、その家族をはじめ、医師、看護師、保健師、心理職、社会福祉士など医療や福祉関係者、保育所や学校の先生などの教育関係者、こころの病気を抱える親に関わるすべての人が本書の対象に含まれます。

　また、こころの病気の有無にかかわらず、子育てをしている親は子どものことで悩んだり、自身の子育てに不安を感じたりするものです。したがって、この本は、子どもがいるすべての親、その親を支える人においても、きっと有益な一冊になることと思います。

この本の特色
　この本は、"こころの病気を抱えて子育てをする親の気持ちを聞いて、一緒に考えていく"というスタンスで書かれています。こころの病気を抱えながらの子育てが大変なことはよくわかります。では子どもにどうしてあげたらいいのか──子育てに関する親の考えや取り組みを尊重し、親と連れ立って考える。著者であるソランタウス先生の臨床のあり方が再現されているかのような内容が特色です。

この本の読み方
　こころの病気を抱える親によくある子育ての悩み、子どもに関する心配ごとがそのまま見出しになっており、これらにこたえるような内容になっています。すべてのページを読まれることをお勧めしますが、まず自身の子育てと関連する見出しを選んで読むこともできます。

　たとえば、17ページの「家事が手つかずのとき、どうしたらよいのでしょうか？」を見てみます。炊事や洗濯などの家事を思うようにできないときの親の悩みが取り上げられています。これに対して、「特に母親は、このことに罪悪感をもち、自分自身を責めてしまいます」という言葉で語り始めます。いきなりアドバイスから始めるのではなく、家事を思うようにできないことで親が抱きやすい気持ちをまず受け止めています。続いて、自分自身を責め

る必要がないことを骨折の例をあげて説明するとともに、家事の悩みへの対処に関するアドバイスが書かれています。

　こころの病気を抱える親にとって、子どもや子育ての悩みが自身の病気に関係することも少なくありません。しかも誰に話してよいかわからなかったり、あるいは打ち明けられず一人で悩みを抱え込んだりします。この本は、そういった気持ちをくみとって書かれているので、気負わずに読むことができます。ですから子どもの顔を思い浮かべながら、「こんなことでも喜んでくれるんだ」「こういうことは大事なんだ」とあれこれ考えている自分に気がつくでしょう。そんな時間を過ごすことができる本です。

　さらにこの本は、子育て支援のさまざまな場において実用的なものになります。たとえば、親と専門家の話し合いのきっかけづくりに使えます。この本を通して、親は自身の悩みを打ち明けることができたり、他方で専門家は親の悩みの理解を深めることができます。

この本の活用の仕方

　訳者が運営する「こころの病気をかかえている親の子どもへの支援」というホームページ（http://www.ltacj.org/）では、この本に関する情報を提供しています。また、こころの病気を抱える親の子育てと子どもをサポートするため、フィンランドで開発された《子育て支援 Let's Talk! 子どものことを話そう》という支援方法があり、日本でもそれを実施するなかで、本書が活用されています。詳細は同ホームページをご覧ください（なお、《子育て支援 Let's Talk! 子どものことを話そう》は、フィンランドで行われている《子どものことを話そう（Let's Talk About Children）》という支援方法の日本での名称です。本書の「日本のみなさんへ」を参照）。

　そのほか、精神科病院（外来などで自由に読めるようにするなど）、児童相談所・子育て支援機関（親や子どもとの面談の場で渡す、専門家の研修に使用するなど）の活用も可能です。

謝　辞

　この本の作成にあたり、さまざまな方々からご協力をいただきました。著者であるソランタウス先生、イラストを担当したリングボムさんには、日本語による翻訳を快諾いただきまして深く感謝いたします。とくにソランタウス先生からは、日本の医療や福祉、教育事情などを考慮した内容の一部変更に対してもご理解をいただき、また貴重なご助言を賜りました。また、子どものメンタルヘルスの専門家である臨床心理士の長田洋和先生および児童精神科医の武田俊信先生からは、留学や海外での勤務経験がある高い英語力とともにそれぞれの専門的観点からの校閲やご助言を賜りました。さらに元フィンランドセンター学術担当マネジャー髙瀬愛さんからはフィンランドの文化や教育、医療などについて教えていただき、本書をホリスティックに理解することができました。最後に、本書の作成に尽力いただいた東京大学出版会の小暮明さんに心より御礼申し上げます。

日本の相談サポート情報 ── ひとりで悩まず、相談して！

上野里絵

[公的な相談機関・窓口など]

保健所、保健センター　こころの病気に関する不安や悩み、ひきこもりなど思春期の問題に関する相談、アルコール・薬物などの依存症に関する相談など幅広い相談を受け付けています。電話相談、面接による相談があり、保健師、医師、精神保健福祉士といった専門家に相談できます。

精神保健福祉センター　こころの健康相談から精神医療に関わる相談、アルコール・薬物乱用、思春期・青年期の相談などを受け付けています。近隣の医療機関などを紹介してもらうこともできます。電話相談、面接による相談があり、医師、看護師、保健師、精神保健福祉士、臨床心理技術者といった専門家に相談できます。

児童相談所　18歳未満の子どもに関するさまざまな相談、育児や虐待に関する相談を受け付けています。189へ電話をすると、あなたが住んでいる地域の児童相談所につないでくれます（児童相談所全国共通ダイヤル）。

こころの健康相談統一ダイヤル　0570-064-556へ電話をすると、所在地の公的な相談機関に電話をつないでくれます。http://www8.cao.go.jp/jisatsutaisaku/link/kokoro/kokoro_dial.html

24時間子供SOSダイヤル　いじめで困ったり、自分や友だちの安全に不安があったりしたら、一人で悩まず、いつでもすぐ電話 0120-0-78310 で相談してください。
http://www.mext.go.jp/ijime/detail/dial.htm

[NPO、自助グループなどの相談窓口]

チャイルドライン　子どもの声を受け止める電話です。18歳までの子どもがかけられます。電話 0120-99-7777（月～土曜日 午後4～9時）　http://www.childline.or.jp/

みんなねっと相談室　家族の立場に理解のある相談員が、こころの病気や生活のことなど様々な相談にのってくれます。電話 03-6907-9212（水曜日 10:00～15:00 ＊12:00～13:00 はお昼休み）http://seishinhoken.jp/counselor

[メンタルヘルスや支援に関する情報提供など]

厚生労働省　こころもメンテしよう～若者を支えるメンタルヘルスサイト～　子どもたちや若者を支えるメンタルヘルスサイトです。ストレスやこころの仕組み、こころの病気のサイン、友だちへのサポート、専門家への相談の仕方などを掲載。アニメや映像も使ってわかりやすく紹介しています。http://www.mhlw.go.jp/kokoro/youth/index.html

厚生労働省　みんなのメンタルヘルス総合サイト　こころの健康や病気に関する総合サイトです。こころの病気についての知識や病気になったときの治療法、身近にあるさまざまな相談先、生活への支援やサポートなどを掲載しています。
http://www.mhlw.go.jp/kokoro/

子ども情報ステーション by ぷるすあるは　精神障がいやこころの不調、発達凸凹［デコボコ］などをかかえた親とその'子ども'を応援するサイトです。http://kidsinfost.net/

特定非営利活動法人　地域精神保健福祉機構・コンボ　精神障害をもつ人たちが主体的に生きて行くことができる社会のしくみをつくるため、地域で活動するさまざまな人たちと連携し、科学的に根拠のあるサービスの普及に取り組む団体です。https://www.comhbo.net/

親＆子どものサポートを考える会　特定の悩みを持つ同じ立場の者同士が集まり、語り合う交流や集いの場など、子どもへの多様な支援を展開しています。http://www.oyakono-support.com/

トゥッティ・ソランタウス［著者］

フィンランド国立健康福祉センターおよびフィンランドメンタルヘルス協会の名誉教授。児童精神科医、家族療法家、精神療法家。子どもや家族の臨床精神医学における仕事に加え、子どものこころの健康問題の予防とこころの健康増進、そしてこの分野の支援やサービスの開発に携わる。欧州委員会では子どものメンタルヘルスに関する専門アドバイザーも務める。こころの病気を抱える親がいる家族をサポートするために、《子どもと家族のための効果的なプログラム（The Effective Child and Family Program）》をフィンランド社会保健省と連携して開発、その支援方法において『子どもにどうしてあげればいい？──〈こころの病気を抱える親〉のハンドブック』『お母さん、お父さんどうしたのかな？──〈こころの病気を抱える親をもつ子ども〉のハンドブック』が活用されている。

アントニア・リングボム［イラスト］

フィンランドのアニメーター、イラストレーター、ディレクター、プロデューサー。子どものためのアニメーション、映画、書籍など数多くの作品を手掛ける。

上野里絵［訳者］

東京医科大学医学部看護学科精神看護学領域准教授。専門は精神看護学および家族看護学。一般財団法人精神医学研究所附属東京武蔵野病院勤務、東京大学大学院医学系研究科健康科学・看護学専攻 家族看護学分野博士課程修了、コロンビア大学社会福祉大学院（Columbia University School of Social Work）客員研究員などを経て現職。

MITEN AUTAN LASTANI? – OPAS VANHEMMILLE, JOILLA ON MIELENTERVEYDEN ONGELMIA (HOW CAN I HELP MY CHILDREN? – A GUIDE TO PARENTS WHO HAVE MENTAL PROBLEMS)

Copyright © 2002 by Tytti Solantaus / Japanese translation rights arranged with Tytti Solantaus through Japan UNI Agency, Inc.
Copyright © 2002 by Antonia Ringbom / Illustration rights arranged with Antonia Ringbom through Japan UNI Agency, Inc.

Japanese translation by Rie Ueno
University of Tokyo Press, 2016

オリジナル版製作

Text: Tytti Solantaus
Illustrations: Antonia Ringbom
Graphic Design: Helena Sandman
Publisher: Toimiva lapsi & perhe /Stakes（National Institute for Health and Welfare, Finland）

日本語版製作

訳：上野里絵
翻訳協力：長田洋和 武田俊信 髙瀬愛 齋藤昌哉
デザインアレンジ：メタ・マニエラ

子どもにどうしてあげればいい？
〈こころの病気を抱える親〉のハンドブック

2016年7月4日 初 版

［検印廃止］

著　者　　トゥッティ・ソランタウス
イラスト　アントニア・リングボム
訳　者　　上野里絵
発行所　　一般財団法人　東京大学出版会
　　　　　代表者　古田元夫
　　　　　153-0041　東京都目黒区駒場 4-5-29
　　　　　http://www.utp.or.jp/
　　　　　電話 03-6407-1069　Fax 03-6407-1991
　　　　　振替 00160-6-59964
印刷所　　株式会社精興社
製本所　　誠製本株式会社

©2016 Rie Ueno（translation）
ISBN 978-4-13-063405-2　Printed in Japan

JCOPY 〈（社）出版者著作権管理機構 委託出版物〉
本書の無断複写は著作権法上での例外を除き禁じられています。複写される場合は、そのつど事前に、（社）出版者著作権管理機構（電話 03-3513-6969、Fax 03-3513-6979、e-mail: info@jcopy.or.jp）の許諾を得てください。